DE

L'ÉTIOLOGIE DU STRABISME

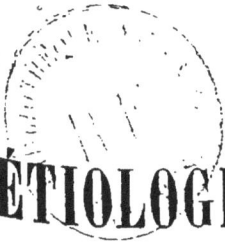

PAR

Le Dʳ E. LANDOLT

Extrait des **Archives d'Ophtalmologie**, février 1897.

PARIS

G. STEINHEIL, ÉDITEUR

2, RUE CASIMIR-DELAVIGNE, 2

—

1897

DE

L'ÉTIOLOGIE DU STRABISME

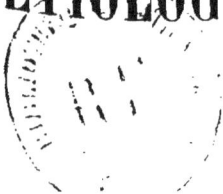

PAR

Le Dʳ E. LANDOLT

Extrait des **Archives d'Ophtalmologie**, février 1897.

PARIS

G. STEINHEIL, ÉDITEUR

2, RUE CASIMIR-DELAVIGNE, 2

1897

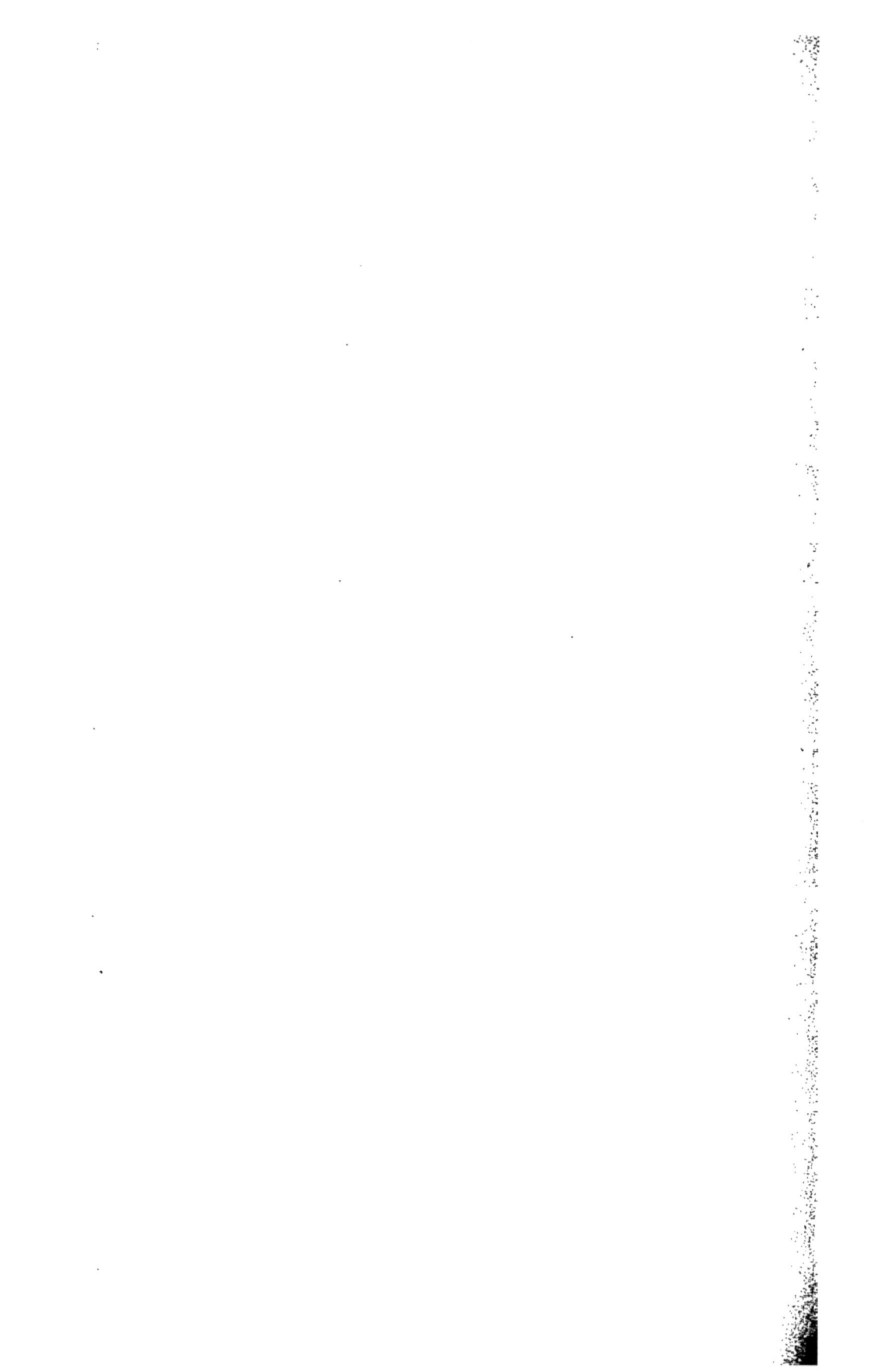

DE

L'ÉTIOLOGIE DU STRABISME

Les pages qui vont suivre ont été écrites, avec plus de déve-
loppements que ne comporte notre journal, il y a plus de trois
ans, pour le *System of deseases of the eye*, dont le premier
volume vient de paraître à Philadelphie (1). Elles appartiennent
au chapitre des altérations de la motilité des yeux dont les
rédacteurs de cet ouvrage nous ont chargé, et représentent le
principe suivant lequel nous avons toujours traité ce sujet
dans notre enseignement.

Nous avons trouvé peu de choses à y ajouter et n'avons, en
général, rien de bien nouveau à communiquer sur le sujet si
intéressant que nous allons aborder. Si nous osons néanmoins
en parler à nos lecteurs, c'est qu'il nous semble que les notions
sur le strabisme sont encore particulièrement confuses. Cette
confusion résulte ici, comme ailleurs, de ce qu'on ne distingue
pas suffisamment les exceptions de la règle ; qu'on attache
trop d'importance à des détails ; qu'on se laisse égarer dans des
sentiers écartés, au lieu de suivre les grandes lignes fondamentales. Celui qui considère le tronc d'un arbre depuis ses
racines, comprend sans peine la loi suivant laquelle se déve-

(1) NORRIS and OLIVER. *A System of diseases of the Eye*. Ed. Lippincott.
Philadelphie.

sement isolé d'un œil, sont demeurés à l'état rudimentaire, simplement parce que la vision binoculaire n'exige jamais le premier et rarement, c'est-à-dire lors de l'inclinaison de la tête, seulement le dernier.

D'autres mouvements, au contraire, sont devenus tellement habituels aux yeux, qu'ils s'exercent toujours ensemble, tels précisément les mouvements en hauteur. Nous ne pouvons pas élever ni abaisser un œil au delà d'un certain degré, sans que l'autre le suive. Tels encore les mouvements de latéralité. En conduisant le regard de mon œil gauche au firmament de gauche à droite, d'une étoile à une autre, l'œil droit le suivra fidèlement, quand bien même il serait couvert, et vice versa.

Il en est de même lorsque l'objet se rapproche : les deux yeux le suivent en *convergeant*. — Ils le suivent de même lorsqu'il s'éloigne, en diminuant leur convergence, jusqu'au parallélisme de leurs lignes de regard quand l'objet est arrivé à l'infini.

Il s'est ainsi formé une *association intime entre les muscles agissant dans la verticale, les releveurs et abaisseurs* des deux yeux, qui ne peuvent guère dissocier leur contraction.

Quelque chose d'analogue s'est produit dans les muscles qui agissent dans le plan *horizontal*, plus correctement dans le *plan des orbites*. Nous y trouvons d'abord l'association des mouvements latéraux : *abducteur avec adducteur*, puis celle des *adducteurs* dans la *convergence*.

Nous y joignons l'association des *abducteurs*, non seulement dans la diminution de la convergence et dans la divergence réelle, telle qu'on la provoque au moyen de prismes abducteurs, mais encore telle qu'elle est indispensable pour contrebalancer la contraction simultanée des adducteurs (1).

(1) On a voulu nier cette abduction active, et expliquer la divergence uniquement par le relâchement des muscles adducteurs. Ces derniers seraient ainsi privés d'antagonistes. Ceci n'est guère admissible, étant donnée la précision absolue avec laquelle la convergence peut être maintenue.

De plus, parmi ceux qui nient l'abduction active, il y en a qui admettent que la position d'équilibre ou de repos des yeux est parfois la convergence. Nous demandons alors comment les yeux peuvent sortir de cette position de repos, ce n'est par une contraction simultanée des abducteurs!

On a avancé que, s'il y avait un pouvoir actif de divergence, nous devrions

Outre l'association des *muscles extrinsèques* entre eux, il en existe encore une très importante *entre l'appareil moteur et l'appareil accommodateur* des yeux.

Les muscles moteurs suffisent pour diriger les yeux simultanément vers l'objet fixé, et celui-ci peut être vu *binoculairement*, puisque son image se peindra à la fois sur les deux fosses centrales. Mais sera-t-il vu *distinctement* ? C'est une autre question. La netteté de la vision dépend de la *netteté* de *l'image rétinienne*, c'est-à-dire (abstraction faite de la transparence des milieux et de la forme des surfaces réfringentes), de *l'adaptation* optique de l'œil. Or, cette adaptation optique est essentiellement une fonction du muscle ciliaire, de *l'appareil accommodateur*. Nous ne serons donc pas surpris de trouver des relations intimes entre deux fonctions qui, bien qu'anatomiquement distinctes, s'exercent toujours simultanément pour réaliser la perfection de la vue, la *vision binoculaire et nette*.

Voici comment les rapports entre l'accommodation et la convergence s'expliquent le plus simplement : L'œil normal est *emmétrope*, ou à peu près (1). A l'état de repos, c'est-à-dire

---

pouvoir donner à nos deux yeux une divergence égale à la somme de la rotation vers la tempe, dont chaque œil est susceptible isolément, c'est-à-dire de 90° à 100°. On se basait sur ce que, « malgré tout exercice », nous n'arrivons qu'à une divergence de quelques degrés, pour affirmer l'absence d'une contraction simultanée des abducteurs. Or, quel est cet exercice de divergence qui devrait démontrer quelque chose? C'est l'application, pendant un temps fort limité, de prismes abducteurs, à laquelle quelques oculistes se sont soumis. Ces expériences furtives se comparent-elles à l'entraînement puissant de la convergence qui s'exerce presque constamment dans l'intérêt de la vision binoculaire, et cela depuis l'existence de notre race? — Et encore, soit dit en passant, le maximum de convergence est-il bien au-dessous de la somme des rotations nasales isolées de chaque œil. Le premier est, en effet, de 42°, la dernière de 100° environ.

Pourquoi, pourrait-on demander, les droits internes ne font-ils pas tourner les globes aussi loin dans la convergence que dans les mouvements dits associés ! C'est probablement parce que cela n'est pas nécessaire. Il n'arrive guère qu'on ait besoin de regarder un objet à une distance de 3 centimètres. Et c'est par la même raison, c'est-à-dire parce qu'elle serait superflue, que la divergence active, volontaire, ne s'est pas développée davantage dans la race humaine.

La divergence est d'ailleurs abolie dans la paralysie simultanée des droits externes, et aucun relâchement des internes ne saurait la provoquer dans ce cas.

(1) L'exactitude mathématique n'existe pas en physiologie. Il y a de grosses erreurs, mais aussi de grosses compensations. — Il faut considérer les phénomènes de biologie *grosso modo*, autrement on ne les comprend pas.

son *accommodation* étant *nulle*, il est adapté à l'infini. — Pour voir binoculairement à l'infini, les yeux doivent être dirigés *parallèlement*. La *convergence* est donc également *nulle* dans ce cas.

Lorsque l'objet s'approche, les deux fonctions entrent en jeu simultanément, la convergence pour diriger vers lui les deux yeux, l'accommodation pour ajuster sur lui l'appareil dioptrique.

L'effort nécessaire pour assurer la vision *binoculaire* et la vision *nette*, augmente également pour les deux fonctions, au fur et à mesure que l'objet se rapproche. Il est toujours le même pour les deux, dans le cas d'emmétropie, c'est-à-dire pour les yeux normaux.

La connexité entre la convergence et l'accommodation est, par suite, devenue tellement intime que, comme l'a démontré Donders, l'une ne peut guère s'exercer sans l'autre. Un emmétrope qui converge fait en même temps un effort d'accommodation et, lorsqu'on le fait diverger au moyen de prismes, il ne peut plus accommoder.

De même pour l'accommodation. Faisons fixer à un emmétrope un objet très éloigné. Cachons-le à son œil gauche au moyen d'un écran qui nous permet cependant d'observer cet œil. Tout en ne voyant pas l'objet fixé par l'œil droit, le gauche reste néanmoins parfaitement dirigé vers le même point que son congénère. Munissons maintenant l'œil droit d'un verre *concave* qui l'oblige à faire un effort d'accommodation pour voir l'objet distinctement. Cet œil demeurera immobile, puisque le point fixé n'a pas changé de place, mais l'autre œil se portera d'autant plus vers le nez que le verre concave est plus fort. L'accommodation étant toujours la même pour les deux yeux, l'effort accommodateur de l'œil droit a provoqué non seulement un effort analogue dans le gauche, mais encore dans les deux yeux un effort de convergence proportionnel.

Cette convergence se manifeste en totalité sur l'œil exclu, l'autre ne pouvant pas quitter la direction que lui dicte l'objet fixé.

L'inverse arrive, si, en faisant fixer un objet rapproché, je couvre l'un des yeux, et que je munis l'autre d'un verre convexe qui supprime l'effort d'accommodation nécessaire pour voir l'objet distinctement. L'œil exclu cessera de converger parce qu'avec l'impulsion à l'accommodation, l'impulsion à la convergence aura cessé pour les deux yeux.

La contre-expérience consiste à regarder un objet rapproché, à travers des prismes abducteurs assez forts. Ces verres, en abolissant la convergence sans agir sur l'accommodation, nous mettent dans l'alternative ou de voir distinctement, c'est à dire avec un effort d'accommodation, mais en diplopie homonyme à cause de la convergence que cet effort entraine et qui est contrebalancée par les prismes, ou de voir simple en dirigeant les yeux parallèlement ou à peu près, comme l'exigent les prismes, mais indistinctement, par suite du défaut de l'accommodation qui n'est pas sollicitée par la convergence.

L'inverse a lieu lorsque nous munissons, pour voir de près, les yeux de verres convexes qui suppriment l'accommodation. Dans ce cas, on voit distinctement, mais en diplopie croisée, parce que le relâchement de l'accommodation amène la parallélisme des lignes de regard, ou simple, mais indistinctement, parce que l'accommodation qui accompagne la convergence vers l'objet fixé, en s'associant à l'effet des verres convexes, augmente outre mesure la réfraction des yeux.

Rappelons encore un autre fait, découvert par Donders, et très significatif pour la dépendance des deux fonctions l'une de l'autre. C'est que le punctum proximum de la vision distincte est plus rapproché pour un œil seul que pour les deux ensemble. Mais ce punctum proximum monoculaire est obtenu au détriment de la vision binoculaire, par un excès de convergence, qui est nécessaire pour provoquer ce surcroit d'accommodation.

Les liens qui unissent l'accommodation à la convergence, préformés dans l'espèce, sont tellement intimes chez un individu jouissant de la vision binoculaire que, sans être absolument emmétrope, mais ayant besoin d'accommoder pour voir de près, il dirigera sur le point fixé même l'œil couvert, guidé, avec une surprenante précision, par l'effort d'accommodation que fait son congénère pour voir nettement.

Sans l'accommodation, la direction de l'œil exclu est nécessairement des plus incertaines, attendu que rien ne le renseigne sur l'endroit précis du point fixé. Celui-ci peut se trouver à n'importe quelle distance, sur la ligne visuelle de l'œil libre. Il est vrai que, si la distance de l'objet est autrement connue, l'homme normal dirige au moins *approximativement* vers lui ses lignes de regard, même si l'un des yeux ne peut pas les voir (1). Ainsi, en lui faisant fixer un doigt, il convergera plus ou moins, sachant bien que le doigt ne se trouve pas à l'infini, mais assez près de lui. Cette convergence ne saurait, bien entendu, avoir la précision qui résulte de l'accommodation (2), mais il est intéressant de constater que l'imagination même peut influencer la direction réciproque des yeux et les faire converger vers l'endroit où ils supposent l'objet situé.

Les associations des mouvements oculaires se sont formées, nous l'avons dit, dans le but de diriger les deux yeux toujours simultanément vers l'objet fixé, comme l'exige la vision binoculaire.

Or, il y a STRABISME, chaque fois que les yeux sont dirigés autrement, c'est-à-dire que leurs lignes visuelles ne se rencontrent pas dans le point vers lequel se porte l'attention de l'individu.

La vision binoculaire étant le but et le guide des mouvements oculaires, on comprend que, lorsqu'elle fait défaut, l'individu est grandement menacé de strabisme. En effet, l'absence de la vision binoculaire, son imperfection, ou une difficulté quelconque à son développement, sont les causes premières les plus fréquentes du strabisme.

On peut se demander dès lors, quelle est la direction réciproque que prennent les yeux privés de leur guide, par suite de l'amaurose de l'un d'entre eux, par exemple ?

D'après ce qui précède, nous nous doutons bien qu'ils ne sauraient se soustraire, d'une façon absolue, aux associations de leurs mouvements, inhérentes à l'espèce depuis des temps immémoriaux. Tout en restant soumis, dans une certaine mesure, à ces lois fondamentales, *ils prendront la direction qui leur est la plus aisée, ou ils obéiront à des intérêts autres que la vision binoculaire.*

Quelle est la direction la plus aisée que puissent prendre les yeux ? — Celle, évidemment, qui se rapproche le plus de leur état de repos. Dans cet état de repos, l'immense majorité des yeux *divergent, sans que l'un s'écarte jamais beaucoup du niveau de l'autre.*

(1) HANSEN GRUT. V congrès internat. d'ophth. New-York, 1876.
(2) LANDOLT. VII congrès internat. d'ophth., Heidelberg 1888, et Arch.
Ophth.. XXXV, 3. p. 265, 1889.

Ce dernier fait est très significatif. Nous le retrouvons également dans le strabisme. Les différences de niveau quelque peu appréciables sont, dans ce cas, également très rares. Pas plus que les yeux d'une personne sans connaissance, un œil, privé de vision, ne peut aller où il veut. Il ne saurait monter ou descendre beaucoup au delà de son congénère. Cette combinaison de mouvements n'étant pas utile à l'état normal, ne se produit pas non plus à l'état pathologique, abstraction faite de certaines affections centrales.

Le strabisme, qui nous occupe, n'existe donc, la plupart du temps, que dans l'horizontale, c'est-à-dire dans le plan des orbites ; il est *divergent* ou *convergent*.

La divergence des yeux, à l'état de repos, ne saurait nous surprendre. Considérons d'abord la direction des cavités orbitaires qui contiennent les globes oculaires, et qui divergent très sensiblement (de 43° environ).

Songeons ensuite à la disposition des muscles abducteurs, enroulés sur les globes oculaires, comme s'ils avaient été obligés de les suivre de force, au fur et à mesure que se développaient la convergence sous l'impulsion de la vision binoculaire, privilège d'une espèce supérieure. N'oublions pas, en effet, que cette contraction simultanée des adducteurs est un mouvement que nous ne rencontrons pas chez les mammifères inférieurs, et qu'elle ne se produit chez l'homme que dans l'intérêt de la vision avec les deux yeux, synergiquement avec un effort d'accommodation ou, comme nous le verrons encore, sous l'influence d'un trouble d'innervation particulier.

Nous ne nous étonnerons pas dès lors, que les yeux, abandonnés à eux-mêmes, se rapprochent de la direction qu'ils ont eue antérieurement à la formation de l'espèce, et qu'ils *divergent* plus ou moins.

C'est ainsi, que s'explique le *strabisme divergent* d'un œil amblyope ou amaurotique, strabisme que nous voyons souvent se produire dans le courant de quelques mois, lorsqu'un œil perd sa vue subitement. Ce phénomène est expliqué généralement comme suit : « Un œil amaurotique, devenu par suite inutile dans l'acte de la vision binoculaire, se dévie vers la tempe en divergeant. » Tout en ayant l'air de correspondre à la réalité, cette locution n'est pas juste. De même qu'un œil ne se meut jamais seul, de même il ne se dévie pas seul (excepté dans les cas de paralysie). Pour être correct, il faut donc dire, dans notre cas : *La vision binoculaire étant devenue impossible, par suite de l'amaurose d'un œil, les yeux ne font plus l'effort de convergence désormais inutile, et qui constitue toujours un travail, une fatigue. Ils divergent ; seulement, le bon œil étant nécessairement toujours dirigé vers l'objet fixé, la divergence ne se manifeste que sur l'œil malade.*

La preuve que cette façon de considérer le strabisme non paralytique est juste, est que, quel que soit l'œil qu'on fasse fixer, l'œil exclu se dévie toujours sous le même angle. Nous rencontrerons le même fait encore dans le strabisme convergent. Il a valu à cette forme de strabisme le nom de *strabisme concomitant*.

Nous avons vu qu'un grand stimulant pour la convergence se trouve dans l'accommodation, puisqu'on peut faire diverger, au moins relativement, un emmétrope, rien qu'en munissant l'un de ses yeux (l'autre étant couvert), d'un verre convexe qui supprime cette fonction. On comprend dès lors, qu'une personne devienne victime du strabisme divergent d'autant plus facilement qu'elle a moins besoin d'accommodation.

C'est pour cela, que cette forme du strabisme est particulièrement fréquente chez les *myopes*. Depuis l'infini jusqu'à leur punctum remotum — (combien rapproché parfois !) — les myopes laissent leur accommodation au repos, et, à partir de ce point, l'effort demandé à cette fonction est toujours au-dessous de celui de l'emmétrope d'un nombre de dioptries égal au degré de la myopie. Un myope de trois dioptries n'accommode que pour les objets situés en deçà d'un tiers de mètre et, si l'emmétrope fait un effort d'accommodation de 4 D. pour lire à 25 centimètres, notre myope n'accommode que de 1 D. Les myopes de degré très élevé n'ont, pour ainsi dire, jamais besoin d'accommoder, car ils n'approchent guère les objets en deçà de leur punctum remotum.

Cependant, myopes et emmétropes convergent de même ; la convergence dépendant uniquement de la distance de l'objet. Le myope est donc amené, de par l'état même de sa réfraction statique, à dissocier l'accommodation de la convergence, à relâcher, souvent totalement, les liens qui unissent les deux fonctions. Quoi de plus naturel alors que de voir diverger les myopes, aussitôt que la vision binoculaire leur est devenue impossible ou difficile ? Chez beaucoup de myopes, cette importante fonction ne se développe même que rudimentairement.

Supposons un myope de 20 dioptries. Les seuls objets qu'il puisse voir distinctement sans lunettes se trouvent à 5 centimètres et en deçà. Or, la convergence nécessaire pour voir binoculairement à cette distance (20^{am}) est à peu près impossible, le maximum de cette fonction ne dépassant que rarement 10 angles métriques.

Une myopie de 10 D. réclamerait donc déjà un effort de convergence pénible, puisqu'il correspondrait au travail maximum que les muscles adducteurs peuvent fournir. Or, l'amétropie empêchant les myopes de tel degré de voir distinctement à grande distance, où la convergence pourrait suffire, et incapables, par suite de l'insuffisance de leur convergence, de voir binoculairement de près où la vision nette leur est possible, ces myopes ont tout intérêt à s'habituer à utiliser l'un de leurs yeux seulement, et à faire abstraction des impressions visuelles de l'autre. Et, puisque la convergence est un effort pour tout le monde, et qu'elle n'est sollicitée par rien chez eux, ils y renoncent de plus en plus, et le strabisme divergent qui, au début, n'était que relatif, devient rapidement absolu, c'est-à-dire qu'il existe toujours et pour toutes les distances de l'objet.

C'est ainsi que Donders a expliqué la genèse du strabisme divergent en général, et celui, si fréquent, des myopes, en particulier.

L'inverse arrive dans l'*hypermétropie*. Nous avons vu qu'en munissant d'un verre *concave* l'un des yeux d'un emmétrope, l'autre étant couvert, ce dernier œil converge, l'effort d'accommodation réclamé par le verre négatif provoquant un excès de convergence, un véritable strabisme convergent. Or, un œil emmétrope muni d'un verre concave est, dans ces circonstances, directement assimilable à un œil hypermétrope. L'expérience le prouve d'ailleurs d'une façon péremptoire : si, chez une personne dont un œil est hypermétrope, l'autre emmétrope et doué d'une bonne acuité visuelle, nous couvrons ce dernier, de façon à reporter la vision sur l'œil hypermétrope, l'œil emmétrope se dévie immédiatement vers le nez, tout comme dans l'expérience précédente.

En général, étant donnée l'intime association entre la convergence et l'accommodation telle qu'elle s'est formée pour les yeux normaux, on comprend sans peine que les hypermétropes, dont le défaut de réfraction nécessite un surcroît d'accommodation, soient, par cela même, exposés à un excès de convergence. Si le myope, privé de la vision binoculaire, tombe généralement dans le strabisme divergent, parce que sa convergence est peu sollicitée, l'hypermétrope deviendra, dans ces conditions, le plus souvent victime du strabisme convergent, parce que sa convergence tend à suivre son accommodation qui est excessive (1). C'est ainsi qu'on voit le strabisme convergent se développer chez des enfants hypermétropes dont un œil est plus faible que l'autre. Mais ici encore, il ne faut pas dire, comme on l'entend parfois : « Le bon œil fixe, tandis que le mauvais l'aide dans son accommodation par un excès de convergence. » Non, de même que l'accommodation, la convergence est la même pour chaque œil (Hering). Seulement, le bon œil, étant chargé de la vision, se dirige toujours correctement vers l'objet fixé, tandis que l'excès de convergence se manifeste exclusivement sur le mauvais œil. Le strabisme convergent concomitant est un strabisme *binoculaire* absolument comme le strabisme divergent.

Pour expliquer ce mécanisme si simple et cependant si peu compris, supposons un hypermétrope de 4 D. Pour voir distinctement à l'infini, il lui faut un effort d'accommodation de 4 D, alors que, pour voir simple à la même distance, sa convergence doit être nulle. S'il ne réussit pas à accommoder sans converger, et si les deux fonctions se comportaient chez lui comme chez l'emmétrope, chacun de ses yeux recevrait, à la fois, une impulsion nerveuse de 4 D pour le muscle accommodateur et de 4 angles métriques pour le muscle adducteur. Ils seraient optiquement adaptés pour un objet situé à l'infini, et convergeraient vers un point situé à 1m/4 sur la ligne médiane. Mais

---

(1) Le strabisme *divergent* est donc, la plupart du temps, un strabisme *passif*, alors que le strabisme *convergent des hypermétropes* est, au moins au début, un strabisme *actif, spastic*.

puisque, de cette façon, l'image de l'objet éloigné se formerait, dans chaque œil, sur une partie de la rétine située du côté nasal de la fosse centrale, et par suite, ne serait pas vu distinctement, l'œil qui sert à la vision se dirige vers cet objet, et la totalité de la convergence (8^{am}) se reporte sur l'autre œil. C'est ainsi que les choses se passent, quoique ce ne soit pas avec une précision mathématique.

Et, d'abord, comme l'a démontré également Donders, il existe une certaine latitude dans le rapport entre l'accommodation et la convergence. L'emmétrope peut accommoder plus ou moins sans varier sa convergence, et changer d'autant sa convergence avec le même effort d'accommodation. Il peut le faire même sans exercice préalable, à plus forte raison s'il s'y applique pendant quelque temps (Eperon).

Quoi d'étonnant alors, si des hypermétropes d'un degré pas trop élevé arrivent à mettre d'accord la convergence et l'accommodation, comme l'exige la vision binoculaire ? La tendance à cette dernière peut même être si puissante, qu'elle règle les rapports entre les deux fonctions, malgré un défaut de réfraction assez considérable. Voilà pourquoi tous les hypermétropes sont loin de loucher. Cette infirmité se montre peu dans les degrés faibles ; elle atteint généralement les degrés moyens et, surtout, les individus dont un œil est plus faible que l'autre.

Les degrés les plus élevés d'hypermétropie sont moins menacés de strabisme convergent, que les moyens. Ce fait n'a rien d'étonnant pour celui qui se rend compte du *degré* de convergence que comporterait une hypermétropie très forte. Il pourrait arriver facilement que la vision à distance épuisât déjà toute la convergence positive, à plus forte raison la vision de près. Il n'est donc que naturel de voir ces sortes d'yeux renoncer à un mouvement qui leur est impossible ou certainement pénible.

Une hypermétropie de 10 D réclame 10 D d'accommodation rien que pour l'adaptation à l'infini. Chez beaucoup de personnes la convergence ne dépasse pas 9 angles métriques.

Mais nous n'avons pas besoin de choisir des exemples aussi extrêmes. J'ai démontré, que pour maintenir la convergence pendant une certaine durée, près des deux tiers de cette fonction doivent être gardés en réserve. Prenons un hypermétrope de 6 D. En admettant que l'innervation de son accommodation, nécessaire pour corriger son amétropie, s'accompagne du même degré de convergence (6^{am}), cette dernière s'épuiserait donc bientôt, s'il n'y en avait pas encore deux fois plus, c'est-à-dire 12 angles métriques, en réserve. Il faudrait donc à notre hypermétrope, en tout $6 + 12 = 18^{am}$ de force de convergence. Bien que, comme nous l'avons dit plus haut, les choses ne se passent pas aussi schématiquement en réalité, il n'est pas douteux pour nous que l'insuffisance *relative* de la convergence est un des facteurs principaux qui garantissent les hypermétropes extrêmes du strabisme convergent [1].

Ce qui arrive à la suite de l'insuffisance *relative* de l'accommodation dans l'hypermétropie, peut se produire également à la suite d'une *parésie* de l'accommodation (Javal). Dans ce cas encore, le surcroit d'innervation que réclame l'appareil accommodateur peut s'accompagner d'une impulsion analogue pour la convergence. Celle-ci se trouve donc exagérée, et le même strabisme que nous rencontrons couramment chez les jeunes hypermétropes, peut ainsi frapper des enfants emmétropes ou même myopes, dans le cours d'affections qui, comme la diphtérie, donnent souvent lieu à une parésie accommodative.

C'est donc un fait certain, reconnu par Donders et facile à vérifier, que le strabisme concomitant convergent résulte la

[1] Nous avons exposé dans notre traité de réfraction et d'accommodation comment il faut se représenter la vision de ces hypermétropes.

Nous avons observé tout dernièrement encore un cas très curieux et bien fait pour démontrer les relations intimes qui unissent l'accommodation et la convergence, ainsi que les troubles qui peuvent en résulter. Il s'agit d'une personne qui nous consultait pour une asthénopie survenue depuis peu de temps. A l'examen subjectif, nous la trouvions myope de 2 D. L'examen ophtalmoscopique et l'effet d'un mydriatique démontraient qu'elle était, en réalité, hypermétrope.

La myopie était donc due à un spasme de l'accommodation. Ce fait, très ordinaire chez des enfants, devait surprendre chez une personne âgée de 46 ans, comme l'était notre malade. Le phénomène s'expliquait par l'examen de l'amplitude de convergence. Le maximum de cette fonction n'était que de 8 angles métriques. Il y avait donc une forte *insuffisance de convergence*. L'impulsion nerveuse subitement élevée que réclamait cette fonction affaiblie, entraînait une impulsion analogue pour l'accommodation, et provoquait le spasme du muscle ciliaire, qui augmentait outre mesure la réfraction des yeux.

plus souvent, d'une insuffisance relative ou absolue de l'accommodation, qu'il accompagne l'hypermétropie, comme le strabisme divergent est le propre des myopes.

Est-ce à dire pour cela que les rapports entre l'accommodation et la convergence soient les seules causes du strabisme ? Nullement. S'il en fallait une preuve, nous la trouverions dans le seul fait qu'il y a des myopes qui louchent en dedans, et des hypermétropes qui louchent en dehors.

On peut déjà supposer à priori que les associations des mouvements des yeux, dont nous avons parlé au début de notre article, ayant nécessairement leurs centres d'innervation, ces centres sont exposés aux mêmes altérations qui peuvent frapper toutes les parties du cerveau. Cela arrive, en effet. De même que les mouvements latéraux, la convergence et la divergence peuvent être altérées isolément. Il y a *strabisme convergent* par suite d'un *spasme*, divergent par suite de *paralysie essentielle de la convergence*.

Quelque chose d'analogue arrive pour la *divergence*.

Les troubles moteurs des yeux provenant d'altérations des centres d'association ont été signalés dès 1860 par Prévost (1) et nettement définis par Landouzy (2). On les trouve mentionnés par A. Graefe (3), sous le nom de paralysies d'association, paralysies et spasmes de coordination. M. Parinaud (4) a surtout contribué à les faire connaître par une série de travaux concluants. Nous avons nous-même publié et fait publier par nos chefs de clinique des observations de ce genre (5). La bibliographie en augmente d'ailleurs tous les jours (6).

(1) Prévost. *De la déviation conjuguée des yeux*. Paris, 1868.
(2) Landouzy. *Soc. anatomique*, 1879.
(3) A. Graefe. *Motilitaetsstörungen*, p. 58 et 221. 1880.
(4) Parinaud. Paralysie des mouvements associés. *Arch. de neurologie*, 1883. Paralysie de la convergence. *Congrès français d'opht.*, 1887. — Paralysie et contracture de la convergence. *Soc. d'opht. de Paris*, 1889. — *Ann. d'oc.*, 1891. 1892, 1897.
(5) Landolt. *Ophth. Gesellsch. Heidelberg*. 1885. — Hubscher. *Paral. de la convergence dans l'ataxie locom.* — Borel. *Arch. d'opht.*, 1857, p. 336.
(6) A. de Watteville. *Neurolog. Centralblat*, 10, 1887. — Granger Steward. *Brain*, 11. — Möbius. — Gowers. *Diseases of the nervous system*, I, p. 294. — *Centralblatt f. Nervenheilk.*, 1886, p. 356. — Henry D. Noyes. *Diseases of the Eye*, p. 88. — C. Stedman Bull. *In Swelberg Wells : Diseases of the Eye*, p. 719, IVe éd. — C. M. Culver. *Albany med. Annals*, VIII, 137, 1887. — Sauvineau. *Soc. franç. d'Opht.*, 1895.

Les déviations oculaires de cette catégorie se rencontrent surtout dans le cours d'affections qui peuvent altérer l'organe central ou le système nerveux en général, comme l'ataxie, l'hystérie, la neurasthénie, la syphilis, la maladie de Basedow, l'alcoolisme chronique, des troubles vasculaires, des néoplasmes, etc.

Ce n'est pas une forme très fréquente du strabisme, mais elle a néanmoins sa haute importance dans l'étiologie de cette infirmité. Ainsi, les affections mentionnées pouvant frapper indistinctement les yeux de n'importe quel état de réfraction, on ne sera pas surpris de voir parfois diverger des hypermétropes et converger des myopes.

Hansen Grut a essayé d'expliquer surtout cette dernière forme du strabisme par *l'habitude*. Des myopes, ou des personnes d'une autre réfraction, étant obligées, de par leur occupation, de converger beaucoup, trouveraient une difficulté insurmontable à abandonner cette direction de leurs yeux (1). M. Parinaud répond à cette théorie que l'habitude n'est autre chose que les modifications anatomiques secondaires, portant à la fois sur le cerveau et les tissus péri-oculaires (2).

Il est, en effet, de la plus haute importance de considérer dans le strabisme, non seulement les causes primitives, mais encore les *altérations secondaires*. En tant que ces dernières portent sur l'organe central, elles sont encore peu étudiées. Nous avons, par contre, depuis longtemps insisté sur celles que subissent les muscles, y compris, bien entendu, le tissu annexe, à la suite d'un strabisme de longue durée. La limitation des excursions temporales dans le strabisme convergent, des excursions nasales dans le strabisme divergent, que nous avons démontrée (3), la flaccidité presque visible des muscles opposés aux muscles contracturés ne sont que les conséquences de la longue durée de la contraction des uns, du relâchement des autres (4). Elles sont, comme nous l'avons dit,

---

(1) Voir déjà STELLWAG. *Lehrbuch d. Augenheilkunde*, p. 842, 1867.

(2) *Ann. d'oc.* CXVI, p. 406.

(3) Congrès internat. des Sciences médicales, Londres, 1881, et étude mouvements des yeux. *Arch. d'opht.*, 1881.

(4) On pourrait nous objecter que, tout en ne s'exerçant pas beaucoup les mouvements symétriques (convergence et divergence), ces muscles agissent cependant dans les excursions latérales des yeux. Mais ces derniers mouve

fait remarquer alors, une preuve de plus du caractère *binocu-laire* de cette affection, attendu qu'on les rencontre aux deux yeux, quand bien même le strabisme n'est manifeste que sur l'un d'eux.

Enfin, en distinguant les altérations secondaires de la cause primitive, on comprend aisément pourquoi, dans un strabisme d'ancienne date, la suppression de la ou des causes qui l'ont provoqué, ne suffit plus pour l'enrayer. Si, par exemple, on parvient à guérir le strabisme convergent au début, chez les jeunes hypermétropes, en corrigeant leur défaut de réfraction, en rompant le spasme de l'accommodation au moyen de mydria-tiques, et en rétablissant la vision binoculaire avec des exer-cices stéréoscopiques, on est obligé de recourir aux moyens chirurgicaux qui s'attaquent aux altérations secondaires acces-sibles, chaque fois que le strabisme a duré un certain temps.

Nous avons exposé dernièrement déjà (1) nos vues sur le traitement du strabisme, nous n'y reviendrons pas ici.

Qu'il nous soit permis d'ajouter un mot encore, sur l'étiologie de cette affection. Avant que les travaux de Donders fussent connus et, surtout, compris, quelques auteurs croyaient pou-voir attribuer la déviation d'un œil à des altérations de ses muscles. Ceux-ci devaient être trop courts, ou trop longs, mal attachés, manquer d'élasticité, etc.. etc. Voilà ce qu'on appelle la *théorie musculaire du strabisme.* Elle est insoutenable, non seulement parce que les altérations en question n'ont pas été démontrées comme cause primitive du strabisme concomittant, mais parce qu'elles ne sauraient expliquer les phénomènes qui le caractérisent.

Que les muscles oculaires puissent être fatigués ou faibles comme tous les muscles du corps, qu'à côté de troubles d'inner-

---

sont loin d'être aussi étendus ou aussi soutenus que l'est la convergence. En portant le regard d'un point vers un autre, on se sert beaucoup moins des yeux que de la tête.

Nous avons déterminé l'étendue des excursions que nous faisons faire à nos yeux avant de changer la direction de notre face pour modifier celle de notre regard. Ces excursions ne dépassent guère 3° à gauche et à droite, 3° en élévation, et 5° en abaissement Ces mouvements ne constituent donc pas une gymnastique bien importante pour les muscles oculaires.

(1) *Observations* cliniques sur le traitement chirurgical du strabisme. *Arch. d'opht.,* 1895, p. 144 et 721 ; 1896, p. 400.

vation, il puisse y avoir des altérations musculaires proprement dites, cela nous parait hors de doute (1); mais comme nous l'avons dit ailleurs, elles sont rares et loin d'avoir, dans la genèse du strabisme, l'importance qu'on leur attribuait autrefois (2).

D'autres circonstances locales, telles que l'angle alpha, la position « d'équilibre » des yeux, etc., particularités qui, ainsi que nous l'avons montré (3), peuvent se résumer dans un désaccord entre la coque visuelle et la coque motrice des yeux, ont été invoquées comme pouvant faciliter l'éclosion du strabisme chez des personnes qui y sont autrement prédisposées. Mais les causes principales demeurent toujours l'altération de la vision binoculaire, l'état de réfraction et, enfin, mais rarement, un trouble essentiel des centres d'innervation des mouvements symétriques des yeux. Ceci posé, il nous semble qu'on aurait tort de nier, par un exclusivisme toujours préjudiciable dans la science, la part que les circonstances accessoires mentionnées, et d'autres encore, peuvent prendre dans l'étiologie du strabisme.

Voici, par exemple, une observation bien faite pour nous faire réfléchir à cet égard. Chez une jeune fille dont ni la direction des yeux, ni la vision binoculaire ne laissaient rien à désirer, nous avions fait la tarsorrhaphie permanente, afin d'assurer le résultat d'une blépharoplastie très étendue. La guérison étant obtenue et les paupières ayant recouvré leur souplesse, nous ouvrions l'œil, au moyen du bistouri, après une occlusion de dix semaines. Aussitôt l'hémorrhagie arrêtée, nous munissions l'un des yeux d'un verre coloré et faisions regarder à la jeune

---

(1) Comp. Fuchs. *Arch. f. Opht.*, XXX, 4 p 1, 1884, et Le Double. *Arch. d'opht.*, p. 218, 1894.

(2) V. Landolt et Eperon. In de Wecker et Landolt. *Traité complet d'opht.*, III, p. 869. 1887.

« Strabisme non paralytique ou concomitant. — On a aussi appelé *musculaire* cette forme de déviation d'un des yeux. Cette désignation a pour but de faire ressortir le fait que les lésions proprement dites des nerfs moteurs de l'œil sont étrangères à son origine, mais elle ne saurait avoir la prétention d'en préciser la nature. S'il est, en effet, probable que certaines anomalies musculaires peuvent favoriser le développement de ce genre de strabisme, il n'en est pas moins vrai qu'ici encore *les troubles de l'innervation* des mouvements des yeux jouent un rôle capital, que nous aurons à spécifier. »

(3) Landolt. Rapport sur le Strabisme. *VII*e *Congrès internat. d'opht.* Heidelberg, 1888.

fille une bougie éloignée. Elle accusait très nettement une diplopie verticale correspondant à une différence de niveau des yeux de 2°. Le lendemain, ce strabisme vertical ne se manifestait déjà plus ; mais il reparut, pendant longtemps encore, aussitôt qu'au moyen de prismes abducteurs, nous produisions une diplopie horizontale. Cette anomalie de la direction des yeux, qui n'était certainement pas due à la parésie d'un muscle releveur ou abaisseur, ne s'expliquerait-elle pas par quelque incongruence dans l'emplacement relatif des deux yeux ou de leur appareil moteur, circonstance qui a été et est de nouveau vaincue dans l'intérêt de la vision binoculaire, mais qui s'est manifesté, à la suite de la longue occlusion de l'un des yeux ? Si notre malade devait être frappée d'amaurose monoculaire, il est plus que probable que cette différence de niveau, indépendante de l'innervation, ferait sentir son influence dans la direction relative que prendraient ses yeux. Or, ce qui peut arriver dans la verticale pourrait bien aussi arriver dans l'horizontale. Mais, nous le répétons, ce ne serait toujours qu'une circonstance accessoire, une des causes qui ne provoquent pas, mais qui peuvent faciliter la naissance du strabisme et contribuer à son caractère.

Si la théorie musculaire ou, plus largement, « anatomique » du strabisme est abandonnée, elle n'a cependant pas simplement été remplacée par le terme de théorie nerveuse ou « fonctionnelle ». Il ne suffit pas, en effet, de dire que le strabisme est dû à l'innervation. Ce mot n'explique rien. Si on me demande pourquoi un enfant est atteint de strabisme convergent, et que je réponde : « parce qu'il tourne l'œil vers le nez », on trouverait la réponse probablement fort insuffisante. Le serait-elle moins si, étant donné qu'un œil ne saurait se tourner sans la contraction de ses muscles, je disais : « l'enfant louche parce que son droit interne se contracte trop ». Ou, sachant que la contraction musculaire réclame péremptoirement une impulsion nerveuse, si je déclarais : « il y a là un *excès d'innervation* ». J'incline même à croire que cette dernière locution serait plus défectueuse que la première, car il existe des théoriciens qui croient que l'innervation, cause du strabisme, va seule vers l'œil dévié, ou n'implique que modérément l'autre. Non, les mots « innervation » et « centres » ne signifient rien, si l'on n'explique pas pourquoi, dans un cas donné, les droits internes sont trop contractés, pourquoi le centre de convergence se montre parfois si exubérant, alors que, d'autres fois, il semble ne pas faire son devoir, etc. Donders est le premier qui ait donné une explication nette de ces excès et ces insuffisances de la convergence. Krenchel, Hansen Grut, Parinaud, ont contribué, à leur tour, à donner à ces mots un sens (1).

Il arrive enfin qu'une paralysie ou parésie musculaire congénitale est prise pour un strabisme concomitant. Ces paralysies ne sont nullement rares, mais, existant depuis la naissance, elles ne se présentent pas avec l'ensemble des phénomènes qui distinguent si nettement le strabisme paralytique du strabisme non paralytique. A défaut de la diplopie, l'inégalité considérable des champs d'excursion, ainsi que la fausse projection, sont, dans ce cas, pathognomoniques pour la nature du strabisme.

Malgré la clarté que Donders a répandue sur l'étiologie du strabisme, malgré les connaissances que nous avons acquises depuis, en cette question si complexe, il reste bien des choses encore à éclaircir et les sujets de discussion ne nous manqueront pas de longtemps sur ce terrain. Il serait cependant si facile de s'entendre, on travaillerait avec tellement plus de plaisir et de fruit, si l'on ne considérait que la chose et non les personnes, les écoles ou les églises, ce qui revient au même. Et, fait d'écoles, ne sommes-nous pas tous de la même, puisque l'enseignement, par la parole écrite au moins, est également accessible à tous ? Donc, ayant tous les mêmes maîtres, nous devrions tous nous réjouir de ce qu'ils ont accompli de grand, de juste et, sans trop de bruit, passer sur leurs erreurs. Tous les hardis pionniers qui cherchent une route dans un pays

(1) A ce propos, je me rappelle qu'un jour certains neurologistes m'annonçaient, avec une visible satisfaction, que Helmholtz s'était trompé grossièrement et donné beaucoup de peine pour rien, en poursuivant ses pénibles travaux sur la perception des couleurs. Cette perception, ils venaient de découvrir qu'elle était, très probablement, « une affaire cérébrale ». « C'est là », (en montrant leur tête), me disaient-ils, « que ça se passe ». Comme si une perception quelconque se passait jamais ailleurs que là ! Mais c'est le comment que j'ai voulu connaître, de même que Helmholtz et tous ceux qui ont cette noble curiosité, et ne se payent pas de mots.

encore inconnu, peuvent se tromper de chemin. Cela arrive même à ceux qui ne font qu'emboîter le pas. D'ailleurs, s'ils n'avaient cessé de travailler — pour cause — n'auraient-ils pas continué à progresser plus rapidement et plus parfaitement que nous l'avons fait sans eux? Ou critiquerons-nous Daviel parce qu'il a ouvert la cornée au moyen d'une pique et de deux ciseaux, plutôt que de le bénir pour nous avoir donné l'extraction de la cataracte? N'abusons donc pas du seul avantage que nous ayons sur les anciens maîtres, — et c'en est un, dans la discussion — d'être encore en vie!

Et, entre condisciples et contemporains, si nous poursuivons vraiment et uniquement le but de la vérité et de la science, recherchons les points qui nous unissent plutôt que ceux qui nous divisent ; tâchons de nous comprendre, nous nous entendrons sans peine, et nous ferons œuvre de science à notre propre satisfaction.

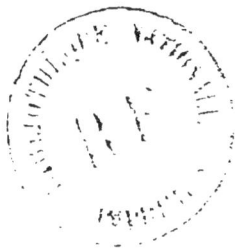

IMPRIMERIE LEMALE ET Cⁱᵉ, HAVRE

www.ingramcontent.com/pod-product-compliance
Lightning Source LLC
Chambersburg PA
CBHW050428210326
41520CB00019B/5841